51 leckere Saftrezepte für Diabetiker:

Kontrolliere und behandle deinen Zustand auf natürliche Weise mithilfe von vitaminreicher und biologischer Zutaten

Von

Joe Correa CSN

COPYRIGHT

DANKSAGUNG

Dieses Buch ist meinen Freunden und meiner Familie gewidmet, die leichtere oder ernstere Krankheiten hatten. Sie sollen eine Lösung für Ihre Probleme finden und die erforderlichen Veränderungen in Ihrem Leben einleiten.

51 leckere Saftrezepte für Diabetiker:

Kontrolliere und behandle deinen Zustand auf natürliche Weise mithilfe von vitaminreicher und biologischer Zutaten

Von

Joe Correa CSN

INHALT

ÜBER DEN AUTOR

Nach Jahren der Nachforschung glaube ich ernsthaft an die positiven Auswirkungen, die Ernährung auf Körper und Geist haben kann. Mein Wissen und meine Erfahrung hat mir geholfen, gesünder über die Jahre zu kommen und an meine Familie und Freunde weiterzugeben. Je mehr du über gesundes Essen und Trinken weißt, desto schneller willst du deine Lebens- und Essensgewohnheiten ändern.

Ernährung ist ein wichtiger Bestandteil von einem gesunden und langen Leben. Also fang heute damit an. Der erste Schritt ist immer der wichtigste und bedeutendste.

EINLEITUNG

51 leckere Saftrezepte für Diabetiker: Kontrolliere und behandle deinen Zustand auf natürliche Weise mithilfe von vitaminreicher und biologischer Zutaten

Von Joe Correa CSN

Diabetes ist einer der häufigsten Krankheiten der modernen Welt und sie zu verhindern ist wahrscheinlich das Beste, was du für dich tun kannst. Wenn du allerdings bereits an Diabetes erkrankt bist, ist das nicht das Ende der Welt, aber die Krankheit sollte sorgfältig behandelt werden und unter Kontrolle bleiben.

Das wahrscheinlich größte Risiko an Diabetes ist nicht die Krankheit selbst, sondern die Komplikationen, die damit einhergehen. Das gilt insbesondere für Typ II Diabetes. Die meistens Menschen wissen erst, dass sie krank sind, wenn sie diese Symptome spüren und darum ist es wichtig, den Blutzuckerspiegel immer zu überwachen.

Die häufigsten Komplikationen sind Hypoglykämie (Glukosedefizit im Blut) und Hyperglykämie (Glukoseüberschuss im Blut). Beide Konditionen sind sehr gefährlich und wenn sie nicht behandelt werden, können sie sich zu Ketoazidose und hyperosmolares Syndrom entwickeln.

Die häufigsten Symptome, an denen die Menschen leiden, sind Müdigkeit, Verwirrung oder sogar Koma. Daher ist es immer wichtig, darauf zu hören, was dein Körper dir sagt und einer strengen Ernährung zu folgen.

Ich habe diese leckere und gesunde Saftkollektion zusammengestellt, um dir dabei zu helfen, diese gefährliche Krankheit zu bekämpfen und dich mit den besten Nährstoffen zu versorgen. Ein Saft kann dich beliefern mit: Proteinen, gesunden Kohlenhydraten, gesunden Fetten, Vitaminen, Mineralien und Aminosäuren. Wenn du wie ich bist, findest du es vielleicht ungewöhnlich, einen Gemüse basierten Saft zuzubereiten, aber darum habe ich diese mit Früchten gepaart. Dadurch schmecken die Säfte einfach großartig und vollmundig.

Diese Saftrezepte stellen eine wahre Nährstoffbombe dar, die ein hohes Vitamin- und Mineralienlevel besitzen. Diese wunderbaren Saftrezepte sind die besten Kombinationen, die du finden kannst! Wusstest du, dass Grünkohl und Rosenkohl, welche in diesen Rezepten vorkommen, nachweislich die Insulinsekretion normalisieren.

Achte darauf, jeden einzelnen Diabetes freundlichen Saft mit sorgfältig ausgewogenen Zutaten in diesem Buch auszuprobieren. Bleibe gesund und genieße diese Rezepte!

51 LECKERE SAFTREZEPTE FÜR DIABETIKER: KONTROLLIERE UND BEHANDLE DEINEN ZUSTAND AUF NATÜRLICHE WEISE MITHILFE VON VITAMINREICHER UND BIOLOGISCHER ZUTATEN

1. Heidelbeere Saft

Zutaten:

1 Tasse frische Heidelbeeren

1 kleiner Apfel

2 Karotten

1 Kopf Romanasalat

Zubereitung:

Gib alle Zutaten in einen Entsafter. Serviere kalt.

Nährwertangabe pro Portion: Kcal: 228, Protein: 6,14g, Kohlenhydraten: 66,8g, Fette: 1,95g

2.   Birne Saft

Zutaten:

1 mittelgroße Birne, grob gewürfelt

½ Tasse frische Trauben

3 große Orangen

1 Tasse Spinat, geputzt

Handvoll Ingwer, fein gewürfelt

Zubereitung:

Wasche und spüle den Spinat ab. Stelle sie zur Seite.

Schäle und viertel die Orangen.

Gib alle Zutaten in einen Entsafter. Serviere kalt

Nährwertangabe pro Portion: Kcal: 347, Protein: 6,52g, Kohlenhydraten: 108,8g, Fette: 1,27g

3.   Grüner Detox Saft

Zutaten:

1 Tasse gewürfelter Broccoli

Bund frischer Spinat

½ Tasse Kokoswasser, ungesüßt

2 Zitronen

1 mittelgroße Orange

1 EL Honig, roh

einige Minzeblätter

Zubereitung:

Gib den gewürfelten Broccoli, frischen Spinat, zwei Zitronen und Orange in einen Entsafter. Rühre den Saft um und vermenge ihn mit ungesüßtem Kokoswasser.

Füge einen Esslöffel rohen Honig bei und mische gut.

Dekoriere mit einigen Minzeblätter und serviere kalt.

Nährwertangabe pro Portion: Kcal: 171, Protein: 14,8g, Kohlenhydraten: 54,5g, Fette: 2,17g

4.   Beerenbombe-Saft

Zutaten:

1 Tasse Brombeeren

1 Tasse Heidelbeeren

1 Tasse Himbeeren

1 Tasse Erdbeeren

¼ Tasse Babyspinat

½ TL gemahlener Ingwer

Zubereitung:

Gib die Zutaten in einen Entsafter. Bestreue mit gemahlenem Ingwer und serviere kalt.

Nährwertangabe pro Portion: Kcal: 158, Protein: 5,9g, Kohlenhydraten: 56,4g, Fette: 2,3g

5.   Melone und Erdbeere Saft

Zutaten:

2 Tassen frische Erdbeeren

400g Melone, grob gewürfelt

2 Tassen Spinat, gewürfelt

1 mittelgroße Banane

½ TL Zimt

1 TL Honig, roh

Zubereitung:

Gib Erdbeeren, Spinat, Melone und Banane in einen Entsafter.

Rühre einen Teelöffel rohen Honig ein und würze mit Zimt.

Serviere kalt.

Nährwertangabe pro Portion: Kcal: 349, Protein: 7,6g, Kohlenhydraten: 104,9g, Fette: 3,2g

6.   Erdbeeren Smoothie

Zutaten:

2 Tassen Erdbeeren, frisch

1 Tasse Heidelbeeren, frisch

½ Tasse Kokoswasser, ungesüßt

½ große Blutorange

1 TL purer Kokoszucker

Zubereitung:

Gib die Zutaten in einen Entsafter, vermenge mit Kokoswasser und rühre einen Teelöffel purer Kokoszucker ein.

Serviere kalt.

Nährwertangabe pro Portion: Kcal: 246, Protein: 4,7g, Kohlenhydraten: 74,2g, Fette: 1,7g

7. Vanille Himbeere Saft

Zutaten:

3 Tassen Himbeeren, frisch

½ Tasse Kokoswasser, ungesüßt

½ TL purer Vanilleextrakt, zuckerfrei

Zubereitung:

Gib die Himbeeren in einen Entsafter. Verteile alles in Gläser. Füge Kokoswasser und Vanilleextrakt bei.

Serviere kalt.

Nährwertangabe pro Portion: Kcal: 136, Protein: 4,4g, Kohlenhydraten: 51,7g, Fette: 2,4g

8.   Goji Saft

Zutaten:

280g Broccoli, vorgekocht

1 Tasse Goji Beeren

1 große Orange, geschält

1 große Gurke, geschält

1 EL Honig, roh

Zubereitung:

Gib die Zutaten in einen Entsafter.

Rühre Honig ein und serviere kalt

Nährwertangabe pro Portion: Kcal: 193, Protein: 9,4g, Kohlenhydraten: 66g, Fette: 1,7g

9.   Orange Mocha Saft

Zutaten:

½ Tasse ungesüßter Chili-Kaffee

4 große Orangen

1 TL purer Vanilleextrakt, zuckerfrei

1 TL purer Kokoszucker

Zubereitung:

Gib die Orangen in einen Entsafter.

Vermenge mit Chili-Kaffee und rühre Kokoszucker ein.

Füge Vanilleextrakt bei und serviere kalt.

Nährwertangabe pro Portion: Kcal: 292, Protein: 6,9g, Kohlenhydraten: 96g, Fette: 2g

10. Morgen Karotte Saft

Zutaten:

3 große Karotten

2 Alkamene Äpfel

½ TL Zimt, frisch gemahlen

1 EL Honig, roh

Zubereitung:

Gib Karotten und Äpfel in einen Entsafter, einer nach dem anderen. Verteile alles in Gläser.

Gib einen Esslöffel Honig dazu und schmecke mit Zimt ab.

Serviere kalt.

Nährwertangabe pro Portion: Kcal: 324, Protein: 3,4g, Kohlenhydraten: 93g, Fette: 1,5g

11.   Granny Smith Saft

Zutaten:

2 große Granny Smith Äpfel, in Scheiben und Kerne entfernt

1 große Grapefruit, geschält

1 TL Honig, roh

½ TL Ingwer, frisch gemahlen

Zubereitung:

Gib die Früchte in einen Entsafter.

Füge einen Teelöffel Honig bei sowie frisch gemahlenem Ingwer.

Serviere kalt.

Nährwertangabe pro Portion: Kcal: 299, Protein: 3,7g, Kohlenhydraten: 88g, Fette: 1,1g

12. Frischer Ananas Saft

Zutaten:

1 Tasse Ananasstücke

1 kleiner Apfel, geschält und Kerne entfernt

1 TL frische Minzeblätter, fein gewürfelt

¼ TL Nussmischung, gemahlen

Zubereitung:

Gib die Früchte in einen Entsafter.

Füge die gemahlene Nussmischung bei und rühre gut um. Dekoriere mit einigen Minzeblättern und serviere kalt.

Nährwertangabe pro Portion: Kcal: 141, Protein: 1,5g, Kohlenhydraten: 41,2g, Fette: 0,4g

13.   Heidelbeere und Banane Saft

Zutaten:

1 Tasse Heidelbeeren

1 Tasse Brombeeren

1 große Banane, geschält

1 TL Honig

½ TL Zimt

Zubereitung:

Gib die Zutaten in einen Entsafter.

Füge einen Teelöffel Honig und Zimt bei. Mische gut und serviere warm.

Nährwertangabe pro Portion: Kcal: 229, Protein: 4,5g, Kohlenhydraten: 76,3g, Fette: 1,6g

14.   Dicker Bananensaft

Zutaten:

2 große Bananen

1 Tasse Trauben

1 TL purer Vanilleextrakt, zuckerfrei

½ Tasse Kokosmilch, zuckerfrei

Zubereitung:

Gib die Bananen und Trauben in einen Entsafter. Verteile alles in Gläser.

Vermenge mit Kokosmilch und purem Vanilleextrakt. Serviere kalt.

Nährwertangabe pro Portion: Kcal: 293, Protein: 7,5g, Kohlenhydraten: 77,9g, Fette: 4g

15.   Pfefferminze Saft

Zutaten:

3 große Gurken, geschält

1 Grapefruit, geschält

1 TL Pfefferminzeextrakt

1 EL Kokoszucker

Zubereitung:

Bereite die Früchte vor und gib sie in einen Entsafter. Füge Pfefferminzeextrakt und Kokoszucker bei.

Serviere mit etwas Eis.

Nährwertangabe pro Portion: Kcal: 204, Protein: 7,7g, Kohlenhydraten: 59g, Fette: 1,3g

16. Leinsamen und Goji Saft

Zutaten:

1 große Banane

1 Tasse Goji Beeren

1 TL Leinsamenöl

Bund Sellerieblätter

1 EL Honig, roh

Zubereitung:

Gib die Zutaten in einen Entsafter. Rühre einen Teelöffel Leinsamenöl und Honig unter.

Serviere mit Eis.

Nährwertangabe pro Portion: Kcal: 177, Protein: 6,5g, Kohlenhydraten: 44,6g, Fette: 2,6g

17.   Kürbis Saft

Zutaten:

1 Tasse Avocadostücke

280g süße Kürbisstücke

½ TL Zimt, frisch gemahlen

¼ Tasse Wasser

Zubereitung:

Gib die Früchte in einen Entsafter.

Vermenge mit etwas Wasser und füge Zimt bei.

Rühre gut um und serviere kalt.

Nährwertangabe pro Portion: Kcal: 256, Protein: 5,3g, Kohlenhydraten: 27,8g, Fette: 22,3g

18. Mandel Honig Saft

Zutaten:

½ Tasse Mandelmilch, zuckerfrei

1 EL Honig, roh

1 große Banane, geschält

3 große rote Orangen, geschält

1 EL frische Minzeblätter, fein gewürfelt

Zubereitung:

Gib die Orangen und Banane in einen Entsafter. Vermenge mit zuckerfreier Mandelmilch und füge einen Esslöffel Honig bei.

Dekoriere mit einigen Minzeblätter und serviere kalt.

Nährwertangabe pro Portion: Kcal: 411, Protein: 11g, Kohlenhydraten: 95g, Fette: 3,1g

19. Frischer Tomatensaft

Zutaten:

5 große Tomaten, geschält

1 Tasse frische Himbeeren

½ TL purer Kirschextrakt, zuckerfrei

einige Minzeblätter

Zubereitung:

Gib die Zutaten in einen Entsafter.

Füge Kirschextrakt und etwas Minze bei.

Serviere im Anschluss.

Nährwertangabe pro Portion: Kcal: 152, Protein: 9,4g, Kohlenhydraten: 50g, Fette: 2,6g

20. Griechischer Granatapfelsaft

Zutaten:

1 Tasse Granatapfelkerne

1 Tasse frische Brombeeren

1 große Gurke

Handvoll frische Petersilie

Zubereitung:

Gib die Zutaten in einen Entsafter.

Serviere kalt.

Nährwertangabe pro Portion: Kcal: 143, Protein: 7,9g, Kohlenhydraten: 44,8g, Fette: 2,5g

21.   Ingwer und Kohl Saft

Zutaten:

1 Tasse Kohl, geputzt

1 Tasse Erdbeeren, frisch

½ TL Ingwer, gemahlen

1 Zitrone, geschält

Zubereitung:

Gib die Zutaten in einen Entsafter und serviere kalt.

Nährwertangabe pro Portion: Kcal: 120, Protein: 5,9g, Kohlenhydraten: 38,6g, Fette: 1,8g

22. Guave Saft

Zutaten:

1 ganze Guave

1 Tasse Pastinake

1 Selleriestange

2 große Grapefruit, geschält

Zubereitung:

Saft und serviere kalt.

Nährwertangabe pro Portion: Kcal: 279, Protein: 7,2g, Kohlenhydraten: 86g, Fette: 1,7g

23.   Butternut Kürbis Saft

Zutaten:

1 mittelgroße Banane, geschält

1 Tasse Himbeeren, frisch

1 Tasse Butternut Kürbiswürfel

½ Tasse Kokoswasser, ungesüßt

1 TL Honig, roh

Zubereitung:

Gib die Zutaten in einen Entsafter und vermenge mit Kokoswasser.

Rühre einen Teelöffel Honig ein und serviere kalt.

Nährwertangabe pro Portion: Kcal: 197, Protein: 4,7g, Kohlenhydraten: 68g, Fette: 1,3g

24. Grüner Kiwisaft

Zutaten:

3 große Kiwis, geschält

1 Tasse Kohl, geputzt

1 Tasse Cranberries

1 TL purer Kokoszucker

Zubereitung:

Gib Kiwi, Kohl und Cranberries in einen Entsafter. Verteile alles in Gläser.

Füge einen Teelöffel Kokoszucker bei und serviere kalt.

Nährwertangabe pro Portion: Kcal: 153, Protein: 5,6g, Kohlenhydraten: 48,4g, Fette: 1,8g

25. Sommer Kokossaft

Zutaten:

½ Tasse Kokoswasser

1 Tasse Ananasstücke

1 Tasse Mangostücke

1 Tasse Guavenstücke

1 EL frische Minzeblätter

Zubereitung:

Verarbeite die Zutaten zu einem Saft und bestreue mit frischer Minze.

Serviere kalt.

Nährwertangabe pro Portion: Kcal: 187, Protein: 3,6g, Kohlenhydraten: 54,2g, Fette: 1,3g

26. Mango Limette Saft

Zutaten:

1 Tasse Mangostücke

1 ganze Limette

1 Tasse Mangold, geputzt

1 Tasse Grünkohl, geputzt

½ Tasse Kokoswasser, ungesüßt

Zubereitung:

Gib die Zutaten in einen Entsafter.

Vermenge mit ungesüßtem Kokoswasser und serviere kalt.

Nährwertangabe pro Portion: Kcal: 108, Protein: 3,8g, Kohlenhydraten: 33g, Fette: 0,8g

27.   Energie Saft

Zutaten:

2 große Red Delicious Äpfel, geschält und Kerne entfernt

1 Tasse Goji Beeren

1 Tasse frische Kirschen, entkernt

1 Tasse Rote Beete

3 große Tomaten, geschält

Zubereitung:

Gib die Zutaten in einen Entsafter und serviere im Anschluss.

Nährwertangabe pro Portion: Kcal: 328, Protein: 9,3g, Kohlenhydraten: 95g, Fette: 2,14g

28.   Frischer Aronia Saft

Zutaten:

2 Tassen frische Aronia

1 große Banane, geschält

2 Tassen Spinat, geputzt

2 Tassen Grünkohl, geputzt

Zubereitung:

Gib die Zutaten in einen Entsafter, eine nach der anderen.

Serviere im Anschluss.

Nährwertangabe pro Portion: Kcal: 183, Protein: 7,8g, Kohlenhydraten: 63,1g, Fette: 1,2g

29.   Grüner Apfel und Karotte Saft

Zutaten:

2 große grüne Äpfel, geschält und Kerne entfernt

3 große Karotten

1 Tasse Pastinakenscheiben

1 Basilikumblatt, zermahlen

¼ Tasse Wasser

Zubereitung:

Gib die Zutaten in einen Entsafter.

Vermenge mit Wasser und zermahlenem Basilikum.

Serviere kalt.

Nährwertangabe pro Portion: Kcal: 332, Protein: 5,4g, Kohlenhydraten: 100g, Fette: 1,6g

30. Avocado Saft

Zutaten:

1 ganze Avocado, gewürfelt

140g Artischocke

1 mittelgroße Zitrone, geschält

1 Tasse Rotkohl, geputzt

1 Tasse Grünkohl, geputzt

Zubereitung:

Gib die Zutaten in einen Entsafter und serviere im Anschluss.

Nährwertangabe pro Portion: Kcal: 353, Protein: 12,3g, Kohlenhydraten: 51g, Fette: 30g

31. Ananas und Aprikose Saft

Zutaten:

1 Tasse Ananasstücke

1 Tasse Aprikosen

1 große Gurke, in Scheiben

1 Tasse frischer Spinat, geputzt

1 ganze Zitrone

½ Tasse roher Broccoli, gewürfelt

½ Tasse pures Kokoswasser

Zubereitung:

Wasche und breite die Zutaten zu.

Gib alles in einen Entsafter und vermenge mit purem Kokoswasser.

Serviere im Anschluss mit Eis.

Nährwertangabe pro Portion: Kcal: 218, Protein: 10g, Kohlenhydraten: 64g, Fette: 1,9g

32. Pfirsich Spargel Saft

Zutaten:

1 große Pfirsich

1 Tasse frischer Spargel, gewürfelt

1 Tasse Blattkohl

1 large Grapefruit, geschält

1 Tasse Romanasalat, geputzt

1 Tasse Fenchel, in Scheiben

Zubereitung:

Wasche und schneide die Zutaten in Scheiben. Gib sie in einen Entsafter.

Serviere im Anschluss.

Nährwertangabe pro Portion: Kcal: 187, Protein: 9,1g, Kohlenhydraten: 57,9g, Fette: 1,4g

33. Pflaume Power Saft

Zutaten:

1 Tasse Pflaumen, halbiert

1 Tasse frische Brombeeren

1 Tasse Stielmus, gewürfelt

½ TL gemahlener Ingwer

1 TL Kokoszucker

½ Tasse Wasser

Zubereitung:

Wasche und schneide die halbierte Pflaume in Scheiben. Gib sie in einen Entsafter.

Gib dann Brombeeren und Stielmus dazu.

Verteile alles in große Gläser. Füge gemahlenen Ingwer und Kokoszucker bei.

Mische gut und serviere.

Nährwertangabe pro Portion: Kcal: 141, Protein: 4,2g, Kohlenhydraten: 40,3g, Fette: 1,4g

34.   Zitronensaft

Zutaten:

3 große Zitronen, geschält

1 große Orange, geschält

280g Radieschen

1 Tasse Grünkohl, gewürfelt

1 Tasse Wasserkresse, gewürfelt

1 EL Honig, roh

Zubereitung:

Schäle die Früchte und gib sie in einen Entsafter. Füge die Radieschen, Grünkohl und Wasserkresse bei. Gib einen Esslöffel Honig dazu.

Serviere kalt.

Nährwertangabe pro Portion: Kcal: 147, Protein: 5,3g, Kohlenhydraten: 50g, Fette: 0,8g

35.   Kirsche Minze Saft

Zutaten:

2 Tassen Kirschen, entkernt

1 Tasse Lauch, gewürfelt

1 EL frische Minze, fein gewürfelt

1 Tasse frische Cranberries

1 EL Honig, roh

Zubereitung:

Gib die Zutaten in einen Entsafter.

Füge einen Esslöffel Honig bei und mische gut.

Serviere im Anschluss.

Nährwertangabe pro Portion: Kcal: 248, Protein: 5g, Kohlenhydraten: 75,5g, Fette: 1g

36.   Blättriger Ingwer Saft

Zutaten:

1 Tasse Grünkohl, gewürfelt

1 Tasse Blumenkohl, gewürfelt

1 Tasse Fenchel, in Scheiben

1 Tasse Sellerie, gewürfelt

1 Tasse roter Blattsalat, geputzt

1 Tasse Romanasalat, geputzt

1 große Grapefruit

½ Tasse pures Kokoswasser

1 TL Honig

Zubereitung:

Wasche und bereite die Zutaten zu. Gib sie in einen Entsafter und füge einen Teelöffel Honig bei.

Serviere kalt.

Nährwertangabe pro Portion: Kcal: 163, Protein: 8,3g, Kohlenhydraten: 56,3g, Fette: 1,2g

37.   Süßer Mangosaft

Zutaten:

1 Tasse Mango, gewürfelt

1 Tasse Aprikosen, in Scheiben

½ Tasse pures Kokoswasser, ungesüßt

1 EL Kokoszucker

Zubereitung:

Wasche und schneide die Früchte in Scheiben. Gib sie in einen Entsafter und vermenge sie mit ungesüßtem Kokoswasser.

Füge einen Esslöffel Kokoszucker bei.

Serviere kalt.

Nährwertangabe pro Portion: Kcal: 155, Protein: 3,6g, Kohlenhydraten: 43g, Fette: 1,2g

38. Apfel und Pfirsich Saft

Zutaten:

2 große Golden Delicious Äpfel, geschält und Kerne entfernt

1 große Pfirsich, gewürfelt

1 Tasse Babyspinat, geputzt

½ Tasse Wasser

1 große Karotte

½ Zitrone

Zubereitung:

Gib alles in einen Entsafter und serviere im Anschluss.

Nährwertangabe pro Portion: Kcal: 297, Protein: 5,5g, Kohlenhydraten: 87,5g, Fette: 1,5g

39.   Frischer Ingwersaft

Zutaten:

1 große Banane, geschält

1 Tasse Spinat, geputzt

2 große Zitronen, geschält

1 Ingwerscheibe

1 TL Honig

Zubereitung:

Gib die Zutaten in einen Entsafter, eine nach der anderen.

Füge Honig bei.

Serviere im Anschluss.

Nährwertangabe pro Portion: Kcal: 139, Protein: 4,5g, Kohlenhydraten: 44,4g, Fette: 1,2g

40.   Papaya Saft

Zutaten:

1 Tasse Papaya, gewürfelt

1 Tasse Goji Beeren

1 Tasse Rotkohl, geputzt

1 große Blutorange, geschält

1 TL Ingwer, gemahlen

1 TL Honig

Zubereitung:

Wasche und würfle die Zutaten. Gib sie in einen Entsafter, eine nach der anderen.

Gib vor dem Servieren einen Teelöffel Ingwer und einen Teelöffel Honig dazu.

Nährwertangabe pro Portion: Kcal: 172, Protein: 4,3g, Kohlenhydraten: 54,2g, Fette: 0,7g

41.   Heidelbeere Saft

Zutaten:

1 Tasse Heidelbeeren

2 große Alkamene Äpfel, entkernt und in Scheiben

¼ Tasse Brombeeren

1 TL pures Minzeextrakt, zuckerfrei

½ Tasse Wasser

Zubereitung:

Gib alle Zutaten in einen Entsafter und serviere im Anschluss.

Nährwertangabe pro Portion: Kcal: 368, Protein: 2,5g, Kohlenhydraten: 94g, Fette: 1,5g

42. Kürbis und Banane Saft

Zutaten:

1 Tasse Kürbiswürfel

1 große Banane, geschält

1 große Granny Smith Apfel, geschält und entkernt

½ Tasse pures Kokoswasser, ungesüßt

¼ TL Nussmischung, gemahlen

1 EL Kokoszucker

Zubereitung:

Schäle und würfle den Kürbis. Gib ihn in einen Entsafter.

Füge dann die Banane und den Apfel bei, eine nach der anderen.

Vermenge in einem Glas mit purem Kokoswasser.

Gib die Nussmischung und Kokoszucker dazu.

Serviere im Anschluss.

Nährwertangabe pro Portion: Kcal: 338, Protein: 4,6g, Kohlenhydraten: 97,8g, Fette: 1,4g

43.   Himbeere-Limette-Saft

Zutaten:

1 Tasse frische Himbeeren

2 Limetten, geschält

2 Tassen Broccoli, gewürfelt

½ Tasse Kokoswasser, ungesüßt

2 große Gurken, geschält

1 EL Honig, roh

Zubereitung:

Gib die Zutaten in einen Entsafter.

Füge einen Esslöffel Honig bei und mische gut.

Serviere im Anschluss.

Nährwertangabe pro Portion: Kcal: 192, Protein: 10,9g, Kohlenhydraten: 56g, Fette: 2,2g

44. Honigmelonensaft

Zutaten:

1 großes Viertel Honigmelone

1 großes Radieschen

1 Tasse Mangold

1 Tasse Spargel

1 Tasse Avocado, in Scheiben

¼ Tasse pures Kokoswasser, ungesüßt

Zubereitung:

Wasche und bereite die Zutaten zu.

Gib alles in einen Entsafter und vermenge mit ungesüßtem Kokoswasser.

Serviere im Anschluss.

Nährwertangabe pro Portion: Kcal: 275, Protein: 8g, Kohlenhydraten: 35,2g, Fette: 21,9g

45. Pastinakensaft

Zutaten:

1 Tasse Pastinake, in Scheiben

1 große Banane, geschält

1 große Orange, geschält

1 Tasse Blumenkohl, gewürfelt

Handvoll frische Minze, gewürfelt

1 TL Honig, roh

Zubereitung:

Wasche, schäle und würfle die Zutaten. Gib sie in einen Entsafter.

Verteile alles in Gläser und füge einen Teelöffel Honig und frische Minze bei.

Mische gut und serviere kalt.

Nährwertangabe pro Portion: Kcal: 336, Protein: 8,5g, Kohlenhydraten: 103g, Fette: 1,5g

46.   Sareptasenf und Apfel Saft

Zutaten:

1 großer grüner Apfel, geschält und Kerne entfernt

2 Tassen Sareptasenf, gewürfelt

1 ganzer Lauch, gewürfelt

1 Tasse Rosenkohl

1 mittelgroße Zucchini, geschält

1 Tasse Pastinake, in Scheiben

Zubereitung:

Wasche und bereite das Gemüse zu. Gib alle Zutaten in einen Entsafter, eine nach der anderen.

Serviere im Anschluss.

Nährwertangabe pro Portion: Kcal: 284, Protein: 12,3g, Kohlenhydraten: 83,7g, Fette: 2,4g

47.   Bisamkürbis Saft

Zutaten:

1 Tasse Bisamkürbis, in Scheiben

1 Tasse Sellerie, gewürfelt

1 Tasse Rote Beete, in Scheiben

1 Tasse Grünkohl, gewürfelt

1 Tasse Granatapfelkerne

1 EL Honig

Zubereitung:

Gib die Zutaten in einen Entsafter.

Füge einen Esslöffel Honig und Serviere im Anschluss.

Nährwertangabe pro Portion: Kcal: 132, Protein: 6,4g, Kohlenhydraten: 48,8g, Fette: 1,8g

48. Tomate und Wasserkresse Saft

Zutaten:

5 große Tomaten, geschält

1 Tasse Wasserkresse, gewürfelt

1 Tasse Stielmus, gewürfelt

1 Tasse Rote Beete, in Scheiben

1 EL Kokoszucker

½ Tasse pures Kokoswasser, ungesüßt

Zubereitung:

Bereite die Zutaten zu und gib sie in einen Entsafter.

Vermenge mit ungesüßtem Kokoswasser und füge einen Esslöffel Kokoszucker.

Serviere im Anschluss.

Nährwertangabe pro Portion: Kcal: 212, Protein: 11,7g, Kohlenhydraten: 62,7g, Fette: 2,2g

49.   Cantaloupe Saft

Zutaten:

1 Tasse Cantaloupe-Melone, in Scheiben

1 Tasse Babyspinat, geputzt

1 Tasse Cranberries

1 Tasse Petersilie, gewürfelt

1 mittelgroße Gurke, geschält

1 EL Honig, roh

Zubereitung:

Gib die Zutaten in einen Entsafter.

Füge etwas rohen Honig bei und serviere kalt

Nährwertangabe pro Portion: Kcal: 197, Protein: 10,2g, Kohlenhydraten: 58,3g, Fette: 2,2g

50.   Kiwi und Limette Saft

Zutaten:

1 Tasse roter Blattsalat

1 Tasse Papaya, gewürfelt

1 Tasse Kohl, geputzt

2 ganze Kiwis, geschält

1 ganze Limette, geschält

1 TL Kokoszucker

½ Tasse pures Kokoswasser, ungesüßt

Zubereitung:

Gib die Zutaten in einen Entsafter, eine nach der anderen. Vermenge mit Kokoswasser und füge Kokoszucker bei.

Mische gut und serviere kalt.

Nährwertangabe pro Portion: Kcal: 201, Protein: 7g, Kohlenhydraten: 61,7g, Fette: 1,7g

51.   Süßer Paprikasaft

Zutaten:

1 Tasse rote Spitzpaprika, gewürfelt

1 großer Red Delicious Apfel, geschält und entkernt

2 Tassen Spinat, gewürfelt

1 Tasse Rosenkohl, gewürfelt

1 TL Honig, roh

Zubereitung:

Wasche und bereite die Zutaten zu. Schäle den Apfel und entferne die Kerne.

Gib alles in einen Entsafter und füge einen Teelöffel Honig vor dem Servieren bei.

Nährwertangabe pro Portion: Kcal: 196, Protein: 6,8g, Kohlenhydraten: 55,6g, Fette: 1,4g

WEITERE WERKE DES AUTORS

70 Effektive Rezepte um Übergewicht vorzubeugen und zu bekämpfen: Verbrenne zügig Kalorien mit gesunder und smarter Ernährung

Von

Joe Correa CSN

48 Rezepte um Akne zu bekämpfen: Der schnelle und natürliche Weg deine Akne-Probleme in 10 oder weniger Tagen zu beheben!

Von

Joe Correa CSN

41 Rezepte um Alzheimer vorzubeugen: Reduziere das Alzheimerrisiko auf natürliche Wege!

Von

Joe Correa CSN

70 Effektive Rezepte gegen Brustkrebs: Beuge Brustkrebs vor und bekämpfe ihn mit smarter Ernährung und kraftvollem Essen

Von

Joe Correa CSN

www.ingramcontent.com/pod-product-compliance
Lightning Source LLC
Chambersburg PA
CBHW051039030426
42336CB00015B/2952